DE LA RÉSECTION SOUS-PÉRIOSTÉE DU VOMER

APPLIQUÉE A LA CURE DU

BEC-DE-LIÈVRE BI-LATÉRAL

COMPLIQUÉ DE SAILLIE DES OS INTERMAXILLAIRES

PRÉCÉDÉE

DE L'EXPOSÉ SOMMAIRE DES TRAVAUX DE L'AUTEUR

SUR LE

TRAITEMENT DE CETTE MONSTRUOSITÉ

Par le D\` G. MIRAULT

Chevalier de la Légion d'honneur, lauréat de l'Institut,
Professeur honoraire de l'École de médecine
Et chirurgien en chef honoraire de l'Hôtel-Dieu d'Angers,
Membre correspondant de l'Académie nationale de médecine et de la
Société de chirurgie de Paris,
Membre des Sociétés de médecine d'Angers, de Genève, de Marseille, etc.

ANGERS

Imprimerie P. Lachèse, Belleuvre & Dolbeau,

13, CHAUSSÉE SAINT-PIERRE.

1871

DE LA RÉSECTION SOUS-PÉRIOSTÉE DU VOMER

appliquée à la cure du

BEC-DE-LIÈVRE BI-LATÉRAL

Compliqué de saillie des os intermaxillaires

PRÉCÉDÉE

DE L'EXPOSÉ SOMMAIRE DES TRAVAUX DE L'AUTEUR

SUR LE

TRAITEMENT DE CETTE MONSTRUOSITÉ

Mémoire adressé à **MM**. les **Membres** de la Société de chirurgie de Paris.

MESSIEURS,

L'opération du bec-de-lièvre, encore bien imparfaite au temps de Desault et de l'Académie de chirurgie, a subi, de nos jours, d'incontestables perfectionnements ; moi-même, s'il m'est permis de le dire, j'ai apporté à cette œuvre très-digne d'intérêt, le contingent de mes efforts persévérants ; efforts qui se sont traduits dans quelques procédés opératoires, que le public médical a sanctionnés, en les adoptant. Revenant aujourd'hui, sur ce même sujet, je crois devoir rappeler sommairement, ces premiers travaux, comme introduction naturelle à une nouvelle méthode, que j'ai l'honneur de soumettre à mes savants collègues de la Société de chirurgie.

SECTION PREMIÈRE.

Du bec-de-lièvre uni-latéral.

Cet état de la bifidité, qu'on désigne souvent par le nom de *simple,* est mieux exprimé par le mot d'*uni-latéral.* L'adjectif simple présente une idée confuse, puisque le bec-de-lièvre, qui n'existe que d'un côté, peut être tout à la fois simple et compliqué.

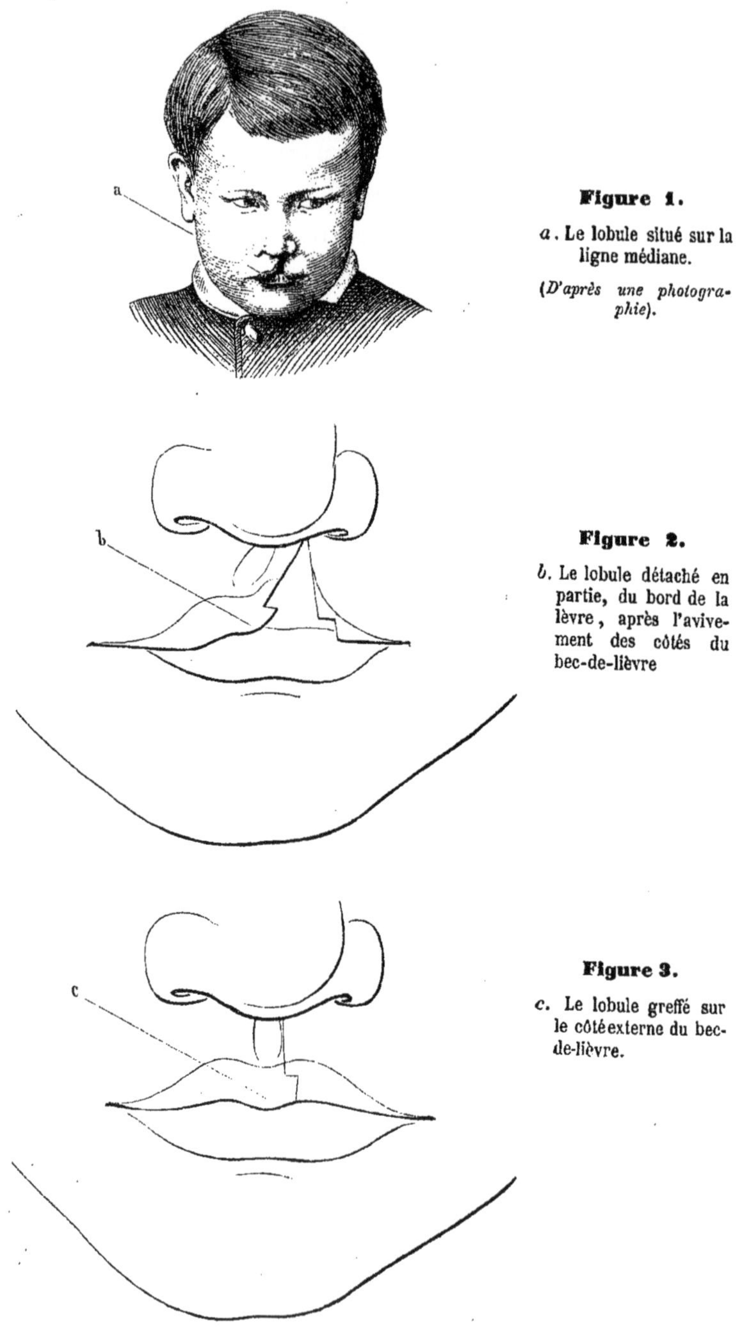

Figure 1.

a. Le lobule situé sur la ligne médiane.

(D'après une photographie).

Figure 2.

b. Le lobule détaché en partie, du bord de la lèvre, après l'avivement des côtés du bec-de-lièvre

Figure 3.

c. Le lobule greffé sur le côté externe du bec-de-lièvre.

1o *Restauration du lobule median de la lèvre supérieure.* — Les chirurgiens, de notre époque, se sont préoccupés beaucoup de l'encoche qui restait sur le bord de la lèvre après l'avivement et la réunion des bords du bec-de-lièvre, tels qu'on les pratiquait il n'y a pas longtemps encore. Vainement, pour prévenir cette petite difformité, on avait varié la direction des incisions ou le mode d'application des épingles dans la suture entortillée, alors seule en usage, on n'avait rien obtenu de satisfaisant. C'est alors que Clémot et Malgaigne [1] eurent l'idée de refaire le *lobule* médian, à l'aide de deux lambeaux qu'ils prenaient sur les bords de la bifidité labiale. Cependant, il leur échappa que la fissure léporine étant située latéralement, ce lobule, restauré suivant ce procédé, devait être lui aussi, conséquemment, en dehors de la ligne médiane. Cette remarque fit le sujet d'une lettre que j'adressai au savant professeur de l'Ecole de médecine de Paris [2] et dans laquelle je décrivais une nouvelle manière de rétablir l'appendice lobulaire avec un seul lambeau, que l'on prend sur le côté *interne* du bec-de-lièvre. C'est ce côté, en effet, qu'il occupe dans la bifidité labiale [3]; de sorte que, pour le restaurer, il suffit de le comprendre dans un petit lambeau que l'on greffe sur l'angle inférieur du bord externe de la fissure. (Obs. de Rosalie Bellanger, âgée de treize ans [4].)

Mais comme, depuis cette époque, j'ai modifié mon procédé, je crois devoir entrer ici dans quelques détails d'exécution : dans un premier temps, et par une incision de quelques millimètres, que l'on pratique immédiatement au-dessus du lobule, on l'isole en partie et de manière à ce qu'il tienne

---

[1] *Journal de Chirurgie* de Malgaigne, t. II, 1843.

[2] *Journal de Chirurgie*, t. II, 1844.

[3] Que le bec-de-lièvre uni-latéral soit situé à gauche ou droite, le lobule médian occupe toujours son bord *interne*, puisque ce bord correspond au plan médian du corps.

[4] *Journal de Chirurgie*, t. III, 1844.

encore à la lèvre par un pédicule épais; puis on l'avive carrément, sur le côté qui répond à la fissure, en réséquant le sommet du petit lambeau. Au-dessus de lui, on achève l'avivement du bord interne du bec-de-lièvre, jusqu'à la narine. A ce
moment de l'opération, le *lobule* détaché fait une saillie notable
par rapport au reste de ce même côté de la fissure labiale, au
bas duquel il est comme suspendu.

Dans un second temps, et par deux petites incisions, dont
l'une est verticale, l'autre horizontale, on pratique sur le côté
opposé ou externe du bec-de-lièvre, à l'angle inférieur, une
perte de substance angulaire en rapport de dimensions avec le
lambeau *porte-lobule*, et l'on achève l'avivement de ce bord
dans la hauteur de la lèvre. Par suite de cette configuration,
en sens contraire, des deux angles de la bifidité, dont l'un est
saillant, l'autre rentrant, ils s'adaptent parfaitement l'un à
l'autre, dans leur rapprochement, lors de l'application du point
de suture inférieur; et c'est ainsi que le lobule, qu'on a
ménagé, se trouve rétabli dans sa forme et sa situation nor-
males. On caractériserait bien cette restauration en la dési-
gnant par le nom de procédé par *emboîtement du lobule*.

2º *De la réunion des bords du bec-de-lièvre par la suture.* —
La réunion immédiate des bords du bec-de-lièvre par la suture
a été un sujet de controverse; elle a trouvé dans Louis, le célèbre
secrétaire perpétuel de l'Académie de chirurgie, un adversaire
irréconciliable. Mais alors, la suture *entortillée* jouissait d'une
faveur exclusive. Il en était de même, il y a vingt ans.

Témoin bien des fois des déchirures que produisaient les
épingles, je m'avisai, un jour, de leur substituer la suture à
points passés. Les suites en furent si heureuses que je crus
devoir en faire le sujet d'un travail que j'adressai à la Société
de chirurgie de Paris [1]. J'y démontre la supériorité de la
suture simple et j'appuie cette proposition de six observations,

---

[1] Séance du 3 août 1856, et *Bulletin de Thérapeutique*, t. LVII.

tirées de ma pratique particulière. Depuis ce temps, cette suture a été généralement adoptée; seulement quelques praticiens ont cru devoir remplacer les fils ordinaires par des fils métalliques, qu'ils trouvent encore plus inoffensifs.

SECTION DEUXIÈME.
Du bec-de-lièvre bi-latéral avec saillie ou projection des os intermaxillaires.

1o *Réfection de la sous-cloison des narines.* — On sait que Dupuytren, après l'excision du tubercule osseux intermaxillaire, s'est servi de la portion moyenne de la lèvre pour rétablir cette sous-cloison, et qu'il a perfectionné ainsi la méthode de Franco. Remarquons, toutefois, que cette espèce d'appendice, suspendu à la pointe du nez, est presque toujours trop court pour rejoindre la lèvre et pour pouvoir être compris dans le point supérieur de la suture. On éprouve, d'ailleurs, une assez grande difficulté à le maintenir en contact avec la surface réséquée du vomer, qui, elle, ne se prête point à une réunion immédiate. Or, comme il faut alors beaucoup de temps pour obtenir une réunion secondaire, il arrive que le lambeau sous-nasal se rétracte et que, par suite, l'intervalle qui déjà existe entre lui et la lèvre s'agrandit. Voici ce que, en pareil cas, j'ai fait sur une fille de quatre ans, Clémentine Caillé [1], de Cholet (Maine-et-Loire). Je dédoublai ce petit lambeau dans la moitié postérieure de sa longueur environ et de manière à ce que les couches muqueuse et musculaire que j'avais séparées de la peau lui fissent suite en arrière. La sous-cloison, allongée ainsi d'un centimètre, put être logée et fixée, par un point de suture, entre les deux moitiés de la lèvre. Le résultat fut très-satisfaisant.

2o *Réduction des os intermaxillaires en leur place naturelle.* — Le bec-de-lièvre bi-latéral, compliqué de projection des os

---

[1] *Journal de Chirurgie* de Malgaigne, t. III.

incisifs, était réputé incurable, quand Franco, au XVI⁰ siècle, inaugura le premier essai d'un traitement rationnel par la résection de cette épiphyse. Alors, il fut possible de rapprocher, de réunir entre elles les portions divisées de la lèvre supérieure et de restaurer, en grande partie, une hideuse difformité. Cependant, pour obtenir ce résultat, déjà considérable, l'illustre chirurgien avait dû sacrifier une portion très-notable de l'arcade dentaire, au détriment des actes de la parole et de la mastication. Cette espèce de mutilation était encore, naguères, la pratique généralement adoptée [1], quand Blandin conçut son procédé de l'exision de la cloison des fosses nasales. Il avait reconnu que le déplacement, l'espèce de migration que subit le *tubercule osseux* dans le bec-de-lièvre compliqué de projection, est la conséquence d'une hypertrophie du vomer. Plus épais et plus long qu'à l'état naturel, cet os, confondu avec l'os intermaxillaire, le pousse, en quelque façon, devant lui, bien au delà de l'arcade dentaire; et telle est la résistance de ces os, que la plus forte pression, quelque prolongée qu'on la suppose, est impuissante à faire rétrograder cette épiphyse. La déduction prochaine de cette remarque fut que, pour réduire l'os intermaxillaire et rétablir ses rapports avec les os maxillaires, il fallait pratiquer, dans la continuité du vomer, une perte de substance proportionnelle au degré de sa saillie, et c'est ce qui constitue la méthode de ce célèbre praticien.

Mais, comme il arrive que les meilleurs esprits n'aperçoivent pas toujours tous les avantages que comporte une idée lumineuse, la conception de Blandin s'arrêta à la réduction du tubercule osseux; il ne fit rien pour sa consolidation. Il n'avait point avivé, en effet, les bords de la double fissure intra-alvéo-

---

[1] Je n'ai point fait ici mention du procédé de Gensoul, qui, comme on le sait, fractura le tubercule à son point d'insertion au vomer pour le reporter en arrière; attendu que, chez son opéré, il n'y avait point de projection véritable, mais seulement un changement de direction tel que les incisives étaient dirigées en avant. Ce cas ne peut donc être invoqué comme un exemple de réduction du tubercule, dans l'opération du bec-de-lièvre, compliqué de saillie.

laire et avait compté seulement sur le rapprochement progressif
des os maxillaires qui, pensait-il, l'auraient, plus tard, enclavé.
Un appareil contentif, provisoire, avait été appliqué, mais la
soudure des os ne pouvait s'effectuer. L'épiphyse demeura
branlante dans les deux cas qui, à ma connaissance, ont été
opérés par Blandin. Velpeau [1] et Bonnafont [2] répétèrent, sans
plus de succès, l'opération de Blandin. Debrou, d'Orléans, y
ajouta l'avivement des fissures osseuses et obtint sur un enfant
de six mois la réunion du tubercule incisif aux bords de
l'échancrure intermaxillaire, par l'intermédiaire d'un tissu
ligamenteux, et cependant le petit os demeura mobile. Vingt
ans après cet état n'avait pas changé et les dents, dirigées
en arrière, blessaient la langue. Ces tentatives n'ayant eu
qu'un faible résultat, j'eus recours sur un enfant, qui était
atteint d'une difformité semblable, à une autre méthode sur laquelle j'appelle particulièrement, l'attention de la Société de
chirurgie.

OBSERVATION.

**Bec-de-Lièvre bi-latéral, compliqué de saillie des os intermaxillaires et de
bifidité de la voûte et du voile du palais. Résection sous-périostée du vomer,
réduction et consolidation du tubercule osseux dans sa situation normale.**

Léon Gendreau, âgé de trois ans et demi, de constitution
saine et vigoureuse, porte un bec-de-lièvre d'une extrême gra-
vité [3]. Cette monstruosité, affectant à la fois les parties molles et
les os, je l'envisagerai successivement sous ce double rapport.

1º *Etat des parties molles.* — La lèvre supérieure est divisée
en trois portions, une moyenne et deux latérales. Le *lobe
moyen*, plus court d'un tiers qu'à l'état naturel, a la forme
d'un triangle dont le sommet, dirigé en bas et en avant, dépasse
la pointe du nez. Sa base et sa face postérieure s'insèrent au
tubercule osseux intermaxillaire. Le nez, élargi par l'écarte-

[1] *Bulletin de l'Académie de médecine*, 1843.
[2] *Gazette des hôpitaux*, 1852.
[3] Voir à la fin, la figure 1.

ment de ses ailes, est, comme on dit, épaté. Des deux fissures latérales, la droite ne s'étend qu'aux trois quarts de la hauteur de la lèvre et est limitée en haut par une bride cutanée qui, de la partie attenante de la joue, s'étend à l'os incisif. Celle du côté gauche se continue, sans interruption, avec la fosse nasale correspondante.

2o *Etat des parties dures ou des os*. Au milieu de l'arcade dentaire supérieure, le tubercule intermaxillaire fait une saillie d'un centimètre et demi, par rapport aux parties latérales du bord alvéolaire. Sa forme se rapproche d'un ovale dont le grand diamètre est transversal et oblique; sa position est irrégulière et telle que l'une de ses faces est dirigée en avant et en haut, tandis que l'autre regarde en bas et en arrière, comme si son pédicule avait subi un mouvement de torsion. Il porte trois dents, en grande partie détruites par la carie, savoir : les deux incisives gauches et l'incisive moyenne du côté droit. Cette épiphyse se confond avec l'extrémité antérieure du vomer, qui a triplé d'épaisseur et se prolonge en avant. Ces deux os forment ensemble un angle obtus, dont le sinus est tourné en bas. Sur les côtés le bord alvéolaire est divisé, dans toute son épaisseur, par deux larges fentes qui convergent vers la ligne médiane et se continuent avec une bifidité de la voûte et du voile du palais. Les fissures alvéolaires sont situées, celle du côté gauche entre les deux incisives, celle du côté droit entre l'incisive et la canine. L'échancrure intermaxillaire, dont les côtés se sont rapprochés, est aujourd'hui trop étroite pour loger le *tubercule* osseux.

Opération. Deux indications se présentaient : 1o réduire l'os intermaxillaire en sa place normale et l'y fixer définitivement, si faire se pouvait; 2o restaurer la forme de la lèvre supérieure et du nez. C'était une opération complexe; je crus devoir la diviser en deux temps, que séparerait un intervalle plus ou moins long. Quelques jours auparavant, on avait pris l'empreinte de l'arcade dentaire avec de la cire ramollie pour construire, sur ce moule, un appareil destiné à maintenir long-temps en place le *tubercule osseux*, après sa réduction.

1er Temps : *Restauration des parties osseuses.* — J'y procédai comme il suit, avec l'assistance de MM. Daviers et Meleux, professeurs à l'Ecole de médecine d'Angers. L'enfant ayant été soumis à l'action du chloroforme, je débutai par l'extraction des deux incisives latérales et de l'incisive surnuméraire qui, par leur direction vicieuse, se seraient opposées à la coaptation de l'épiphyse avec l'échancrure intermaxillaire; puis je détachai, en partie, par la dissection, sur les quatre bords de la double fissure alvéolaire, de petits lambeaux gengivaux, pédiculés, que je disposai de manière à ce que deux de leurs faces cruentées regardaient en avant et deux en arrière. Mis en rapport, entre eux et par paires, au moment où j'opérerais la réduction du *tubercule osseux*, ces lambeaux devaient se trouver dans les conditions d'une réunion immédiate ou médiate. Nous verrons, plus bas, quelle fut l'issue de cette tentative. Je fis, après, sur le bord inférieur du vomer, une incision longitudinale qui s'étendait à ses trois quarts antérieurs et intéressait l'épaisseur de la muqueuse; puis, à l'aide d'un déchaussoir, en bec de cane, je séparai cette membrane des deux faces de la cloison des fosses nasales, sur une hauteur de trois centimètres environ. Alors, avec de fortes cisailles, dont les mords furent introduits entre le vomer et les feuillets fibro-muqueux qui tapissent ses faces, je pratiquai, dans cet os, d'abord deux sections verticales dont l'une était située immédiatement derrière le *tubercule incisif*, l'autre à deux centimètres en arrière de la précédente. Ensuite, à l'aide d'une pince incisive à mords recourbés et entrecroisés, je fis une troisième section sous-périostée, antéro-postérieure, qui réunit les deux premières en formant, avec chacune d'elles, un angle droit. Ainsi fut pratiquée, dans la continuité du vomer, une perte de substance, limitée par trois bords, un antérieur, un postérieur, un supérieur, et destinée à recevoir le *tubercule osseux*; enfin, avec un davier, je saisis ce tubercule par ses deux faces et j'en fracturai le pédicule. L'effort qu'il me fallut faire pour le rompre fut assez considérable, quoiqu'il eût été déjà entamé par la section antérieure pratiquée dans la cloison des fosses nasales. A ce moment, le tubercule mobile et flottant, pour ainsi dire, ne tenait plus aux parties voisines que par deux lambeaux muqueux; l'échancrure intermaxillaire se trouvant trop étroite pour le loger, je l'agrandis en reséquant l'extrémité du tronçon de l'os intermaxillaire, du côté droit. La réduction se fit alors facilement et les surfaces osseuses, mises en rapport, s'adaptèrent bien entre elles. Presque immédiatement après, M. Laurent Bassereau, dentiste à Angers, qui avait assisté à l'opération, appliqua l'appareil contentif qu'il avait fabriqué, pour maintenir les parties osseuses en contact jusqu'à leur réunion.

Cet appareil, en caoutchouc vulcanisé et durci, se composait de deux arcs demi-circulaires qui embrassaient les arcades dentaires dans toute leur étendue. Ces arcs différaient, entre eux, par une disposition un peu différente à chaque mâchoire.

A la *supérieure*, l'arc présentait, de chaque côté, une sorte de renflement ou masse, oblongue d'arrière en avant, percée, dans le même sens, d'une ouverture légèrement rétrécie à sa partie moyenne et destinée à loger les deux petites molaires correspondantes. Ces quatre dents, embrassées ainsi par le pourtour de leurs couronnes, fournissaient à l'appareil des points d'appui solides. Les deux masses latérales étaient réunies entre elles par la partie moyenne de l'arc qui, rétrécie et formant une sorte de bandeau, concentrique à l'arcade dentaire, passait derrière le tubercule osseux et l'empêchait de se porter en arrière, tandis qu'un second bandeau, que formait un fil de platine, recouvert de caoutchouc et courbe, s'étendait, de même, d'une masse à l'autre et assujétissait l'os incisif en avant.

A la *mâchoire inférieure*, les masses latérales de l'arc, plus petites qu'à la supérieure, s'adaptaient aussi aux quatre petites molaires, avec cette différence qu'au lieu d'être fenêtrées elles étaient seulement concaves et comme repoussées par leur face inférieure pour emboîter les couronnes de ces dents, disposition à laquelle le caoutchouc, avant son durcissement, s'était prêté facilement; elles étaient aussi unies l'une à l'autre par un bandeau, dont la courbure s'appliquait exactement à la face interne des incisives et des canines.

Enfin, les deux arcs étaient reliés entre eux par deux ressorts à boudin, fixés aux extrémités antérieures de leurs masses et qui, en vertu de leur élasticité, agissaient, en sens contraire, sur chacune d'elles et avaient pour office d'appliquer ces deux parties de l'appareil contre les arcades dentaires et d'ajouter à leur fixité. (Voir, pour les autres détails de son exécution, la légende qu'on a jointe au dessin de l'appareil.)

C'est à l'aide de cet appareil, conçu et exécuté avec autant d'intelligence que d'habileté, qu'ont été maintenues en rapport, pendant tout le temps de la cure, les parties osseuses dont je poursuivais la réunion. Vers le milieu du traitement, j'appliquai un lac élastique qui, entourant la tête du malade et prenant son point d'appui à la nuque, comprimait le lobe moyen de la lèvre supérieure et avait pour but de l'allonger et de le reporter en arrière pour favoriser ultérieurement la restauration de la sous-cloison du nez.

Léon Gendreau, pendant l'opération, avait perdu beaucoup de sang; il en avait même avalé une certaine quantité, qu'il rejeta par le vomissement, dans les premières heures qui la suivirent. On ne fut point obligé de recourir à un moyen hémostatique quelconque. L'appareil contentif fut appliqué immédiatement.

Appareil contentif de M. Laurent Bassereau.

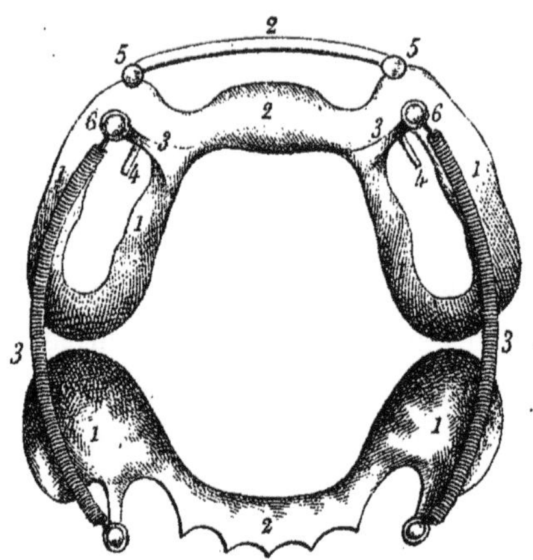

LÉGENDE EXPLICATIVE

Mâchoire supérieure

1.1.1.1. Masses latérales embrassant les deux petites molaires, par le pourtour de leurs couronnes.

2.2. Bandeaux antérieur et postérieur assujettissant le tubercule osseux incisif dans leur intervalle.

3.3. Lames en or, placées entre la canine et la molaire, de chaque côté de l'arcade dentaire.

4.4. Tiges en platine logées dans les sillons de la couronne des molaires.

(Ces lames et ces tiges métalliques fournissent des points d'appui à l'arc supérieur de l'appareil.)

5.5. Petits anneaux en platine, servant à l'attache du bandeau antérieur.

6 6. Porte-ressorts.

Mâchoire inférieure

1.1. Masses latérales concaves sur leurs faces inférieures, emboîtant exactement les couronnes des molaires, dont elles reproduisent la configuration.

2. Bandeau concentrique à l'arcade dentaire.

3.3. Ressorts qui réunissent entre elles les deux parties de l'appareil.

Je crois qu'il ne serait d'aucune utilité de s'étendre longuement sur les suites de cette opération, qui furent assez simples. La réduction du tubercule osseux ne laissait rien à désirer. L'enfant fut nourri, d'abord, avec du bouillon, du lait et du chocolat très-liquide ; mais, au bout de quelques jours, son affaiblissement et sa maigreur rapides m'obligèrent de recourir à un régime plus réparateur. Grâce à la fixité remarquable de l'appareil contentif, on put bientôt donner d'autres aliments, que notre opéré mâchait sans trop de difficulté ; ses forces se rétablirent assez rapidement, ce qui lui permit de faire des promenades que la saison favorisait. La surveillance qu'on exerçait sur l'appareil pour prévenir ou corriger son déplacement, constituait à peu près tout le traitement.

Le cinquante-unième jour, Léon se plaignit d'une douleur que lui causait l'appareil. L'examen de la bouche fit reconnaître une ulcération de la muqueuse, au niveau du frein de la lèvre ; elle avait été causée par une pression trop forte du bandeau antérieur. L'appareil dut être retiré : c'était une occasion pour constater l'état des parties ; or, voici quel il était à cette époque :

1o Sur la ligne médiane, le *tubercule incisif* s'était réuni au vomer par une substance dont la consistance rappelait celle du tissu fibreux ; en saisissant l'épiphyse intermaxillaire entre le pouce et l'index, on pouvait lui imprimer des mouvements latéraux assez marqués, tandis qu'ils étaient très-faibles dans le sens antéro-postérieur. Ces mouvements étaient dûs à l'élasticité du pédicule ;

2o Sur les côtés, aucune adhérence ne s'était établie entre le petit os et les bords de l'échancrure intermaxillaire : les petits lambeaux gengivaux, que j'avais ménagés et disposés à cet effet, s'étaient cicatrisés séparément.

Six jours suffirent pour cicatriser l'ulcération superficielle du frein de la lèvre et l'on put réappliquer l'appareil contentif, dont le bandeau antérieur avait été corrigé légèrement ; l'enfant le garda, sans interruption, jusqu'au 9 août, quatre-vingt-deuxième jour depuis l'opération. Un nouvel examen des parties fit voir que la fusion du *tubercule osseux* avec le vomer était beaucoup plus solide qu'à l'époque où je l'avais constatée antérieurement : l'os incisif s'était maintenu dans un rapport parfait avec l'échancrure intermaxillaire. Je jugeai que l'appareil contentif serait désormais inutile, et je le supprimai.

2e Temps de l'opération : *Restauration de la lèvre et du nez.* — Le moment était arrivé de procéder à cette seconde partie de la cure.

Je le fis, comme il suit, le 22 août, en présence de MM. Daviers et Meleux : l'enfant ayant été chloroformé, je pratiquai sur lui l'opération du bec-de-lièvre bi-latéral suivant la manière habituelle. Le *lobe moyen* de la lèvre, que j'avais façonné en sous-cloison du nez et avivé convenablement, fut compris dans les deux points supérieurs de la suture; ainsi encastré, il exerçait une certaine traction sur la pointe du nez qui était un peu déprimée. Pour rétablir le *lobule médian* de la lèvre, je dus recourir au procédé de Clémot et Malgaigne [1].

Dans les jours qui suivirent, les fils dont je m'étais servi pour faire la suture simple ou à points passés avaient coupé notablement les chairs, et la réunion qui était peu solide menaçait de se rompre. Cependant, par des soins assidus et l'emploi des agglutinatifs et d'un bandage unissant je parvins, non sans peine, à prévenir cet accident : les petites plaies, en se cicatrisant, laissèrent des traces qui d'abord très-apparentes se sont en grande partie effacées depuis.

---

[1] C'est bien là le cas d'appliquer ce procédé. Dans le bec-de-lièvre, dont il s'agit, le *lobe moyen* de la lèvre ne descendant pas, à beaucoup près, jusqu'à son bord libre, on peut dire que le *lobule* n'existe pas; c'est pourquoi, dans cette espèce de la difformité, il faut y suppléer par deux petits lambeaux qu'on emprunte aux portions a térales de la lèvre

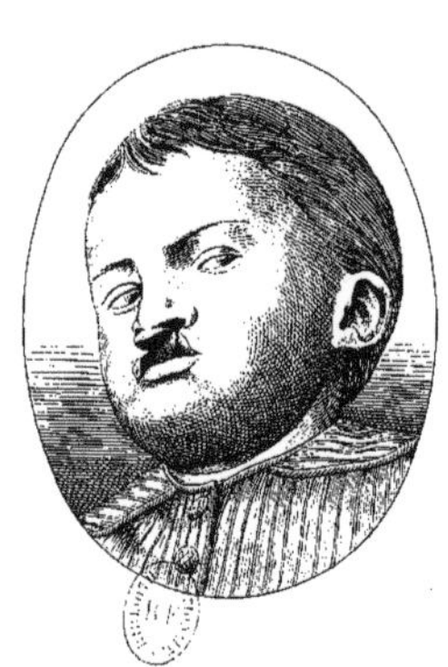

LÉON GENDREAU ÂGÉ DE 3 ANS ET DEMI,

avant l'opération.

(d'après une photographie)

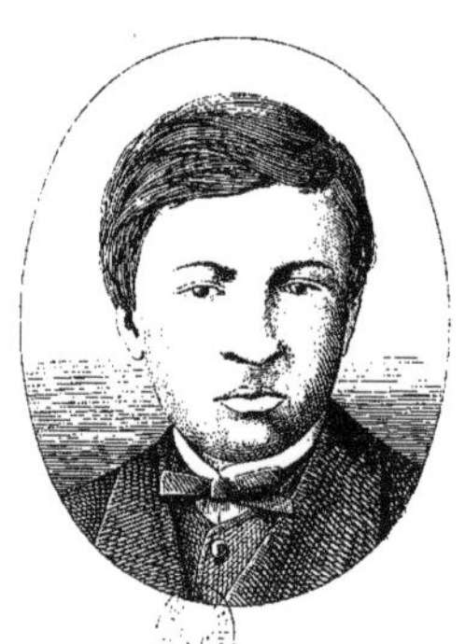

LÉON GENDREAU ÂGÉ DE 12 ANS ET DEMI,

après l'opération.

(d'après une photographie)

Etat du jeune Gendreau, le 31 mars 1871, à l'âge de douze ans et demi.

A. *A l'extérieur* [1] : la lèvre supérieure a sa conformation naturelle ; elle est assez longue pour masquer complétement les incisives ; elle porte encore la trace affaiblie de la cicatrice dont j'ai parlé ci-dessus : le *lobule* refait est plus saillant que normalement.

Le lobe du nez est encore très-légèrement aplati ; ce qui, du reste, n'apparaît que quand on le regarde de profil ; les narines sont un peu plus ouvertes, la sous-cloison qui les sépare est très-bien faite.

B. *A l'intérieur :* sur la ligne médiane l'os intermaxillaire s'est réuni au vomer par un pédicule très-court, qu'on aperçoit difficilement par suite du rapprochement entre elles des trois portions qui forment l'arcade dentaire supérieure. Ces portions se touchent, pour ainsi dire, et ne sont séparées que par deux fentes étroites qui, de chaque côté, limitent le *tubercule osseux*. Celui-ci porte deux dents, ce sont les grandes incisives de la *seconde dentition*, bien développées ; celle du côté droit présente son bord externe en avant. On peut encore imprimer de faibles mouvements à l'os incisif, dont le pédicule jouit toujours d'une certaine élasticité. Cette particularité m'avait fait admettre, d'abord, qu'il était fibro-cartilagineux ; mais depuis ayant cherché à y enfoncer des instruments aigus, tels qu'une grosse aiguille et un petit trocart explorateur, sans y parvenir, je crois aujourd'hui qu'il est en partie osseux.

Sur les côtés, les deux petites incisives font défaut ; leurs follicules de la seconde dentition ont, je pense, été détruits par la maladie du maxillaire supérieur. Les canines sont au nombre de trois, savoir, une à droite et deux à gauche ; de ces der-

[1] Voir à la fin, la figure 2.

nières, l'interne appartient à la première dentition ; elle est dirigée obliquement et peu solide dans son alvéole. Ces dents sont contigües aux grandes incisives, de sorte qu'elles prêtent, de chaque côté, un appui à l'os incisif, à la solidité duquel elles contribuent. Léon se sert assez bien des incisives pour mâcher ses aliments. A droite et à gauche sont les petites molaires, et de plus, à droite, la première grosse molaire, qui est complétement sortie.

La mâchoire supérieure est plus petite qu'à l'ordinaire, aussi quand la bouche se ferme les incisives supérieures passent, elles, derrière les inférieures. Ce retrécissement est, sans doute, l'effet composé d'un arrêt de développement et du rapprochement des os maxillaires entre eux. La résection que j'ai pratiquée sur le tronçon du maxillaire droit était trop petite pour entrer en ligne de compte. Ce rapport insolite des deux mâchoires a déterminé une légère saillie du menton et de la lèvre inférieure.

Réflexions. L'observation de Léon Gendreau est le premier et le seul exemple, que je sache, de la soudure du tubercule osseux au vomer, après sa résection. Jusque-là, on ne s'était proposé autre chose, après sa réduction, que de le fixer, entre les os maxillaires, soit par une sorte d'enclavement, qui résulterait du rapprochement ultérieur de ces os (Blandin), soit par la réunion des bords avivés de la double fissure alvéolaire (Debrou). C'est dans cet état de choses que, me rappelant les expériences de Flourens sur la régénération des os par le périoste et les remarquables applications qui en ont été faites, à la pathologie de l'homme, par Blandin, Demarquay et Ollier, de Lyon, l'idée me vint d'appliquer la résection sous-périostée au traitement du bec-de-lièvre bi-latéral, compliqué de projection des os intermaxillaires. J'admis comme un fait vraisemblable que si, dans l'excision de la cloison des fosses nasales, on détachait, avec soin, de ses deux faces, les membranes fibro-muqueuses qui les tapissent et qui font ici l'office du périoste, il se ferait, entre elles, une secrétion accidentelle de substance osseuse qui, en s'organisant, deviendrait l'agent d'une soudure entre le *tubercule osseux* et le vomer par un mécanisme analogue à la production du cal dans les fractures. Le résultat obtenu, on l'a vu, a justifié mes prévisions.

Je vais dire maintenant pourquoi je me suis écarté de la manière dont Blandin procédait dans l'excision de la cloison des fosses nasales. On sait qu'il lui a donné la figure d'un $\wedge$ renversé, dont la branche postérieure était très-oblique et plus longue que l'antérieure, il me parut que le tubercule osseux devait s'adapter mal à ce bord incliné et que sa direction devait en être changée. C'est à cette cause, en effet, que je rapporte la direction des incisives en arrière que présentaient les opérés de Blandin et de Debrou. L'excision pratiquée *carrément*, comme je l'ai fait sur Léon Gendreau, n'avait point cet inconvénient; l'espace intercepté par les sections supérieure et postérieure du vomer était bien disposé pour recevoir le tubercule qu'il embrassait par deux de ses côtés, et c'est ainsi que les deux os mis en contact avaient des rapports plus étendus; ce qui, d'ailleurs, favorisait l'office de l'appareil contentif [1].

Je rappellerai, en terminant, que M. le professeur Broca a introduit de son côté, dans la pratique, un procédé de consolidation du tubercule osseux incisif après sa résection. Cet éminent chirurgien, en effet, a obtenu la réunion osseuse de l'épiphyse incisive aux bords de l'échancrure intermaxillaire par l'emploi de la suture métallique et l'avivement des côtés de la double fissure intra-alvéolaire.

---

[1] Deux raisons m'ont fait différer jusqu'à ce jour la publication de cette observation, qui date de neuf ans. La première est que j'ai voulu savoir quel serait le résultat de la seconde dentition chez Léon Gendreau; la seconde, que j'avais l'espoir que M. L. Bassereau pourrait peut-être, un jour, retourner l'incisive moyenne qui se présente de côté. Après quelques essais, il y a renoncé dans la crainte de briser le pédicule du *tubercule intermaxillaire*

Ce nouveau perfectionnement ne porte aucune atteinte à la résection sous-périostée du vomer; ces deux méthodes, loin de s'exclure, se prêteront, plutôt, un mutuel appui, puisqu'elles tendent au même but, et l'ondoit attendre de leur combinaison les plus heureux effets.

Déjà cette combinaison a reçu un commencement d'exécution dans le cas très-remarquable que M. Alphonse Guérin a communiqué à la Société de chirurgie, dans la séance du 7 avril 1869 [1]. Cet opérateur a pratiqué, sur le même sujet, la résection sous-périostée du vomer et la suture métallique; la réunion du tubercule incisif aux os maxillaires a eu lieu d'un côté par une substance osseuse, de l'autre par un tissu fibreux. Quant à la soudure de ce même tubercule au vomer, il n'en est pas fait mention dans l'observation de M. Guérin; tout porte à croire qu'il n'y avait pas songé et qu'en pratiquant la résection sous-périostée du vomer il voulait seulement prévenir l'hémorrhagie qui suit souvent la division des artères de la cloison, ainsi que l'avait déjà recommandé M. Sédillot dans une communication à l'Académie des sciences de Paris. (Séance du 2 novembre 1863.)

---

[1] A ce moment, notre collègue n'avait point connaissance de la note que j'avais insérée dans le n° 38 de la *Gazette hebdomadaire de médecine*, le 4 septembre 1868, à l'effet de m'assurer la priorité de la résection sous-périostée du vomer.

Angers. — Imp. P. Lachèse, Belleuvre et Dolbeau.7367